Innocent Mwesigye

Facteurs influençant l'apparition de problèmes dentaires dans le district de Mbarara

Innocent Mwesigye

Facteurs influençant l'apparition de problèmes dentaires dans le district de Mbarara

ScienciaScripts

Imprint

Any brand names and product names mentioned in this book are subject to trademark, brand or patent protection and are trademarks or registered trademarks of their respective holders. The use of brand names, product names, common names, trade names, product descriptions etc. even without a particular marking in this work is in no way to be construed to mean that such names may be regarded as unrestricted in respect of trademark and brand protection legislation and could thus be used by anyone.

Cover image: www.ingimage.com

This book is a translation from the original published under ISBN 978-613-9-90011-4.

Publisher:
Sciencia Scripts
is a trademark of
Dodo Books Indian Ocean Ltd. and OmniScriptum S.R.L publishing group

120 High Road, East Finchley, London, N2 9ED, United Kingdom
Str. Armeneasca 28/1, office 1, Chisinau MD-2012, Republic of Moldova, Europe
Printed at: see last page
ISBN: 978-620-5-64380-8

RÉSUMÉ

Cette étude a été réalisée afin d'examiner les facteurs influençant l'apparition de problèmes dentaires parmi les résidents de Rwampara HSD (Health Sub-district), dans le but d'améliorer leur santé orale. Les objectifs de l'étude étaient les suivants : déterminer l'ampleur et la nature des problèmes dentaires dans le HSD de Rwampara et évaluer le niveau de connaissance, l'attitude et la pratique de la communauté en matière de problèmes dentaires.

La méthodologie a consisté à examiner les dossiers du service dentaire de l'hôpital d'Itojo et des unités de santé inférieures sur une période d'un an et à réaliser une enquête transversale en utilisant principalement des méthodes quantitatives de collecte de données.

Résultats : L'ampleur des problèmes dentaires dans le HSD de Rwampara est de 82 cas dentaires/10000/an et 68,2% des répondants et/ou leurs familles ont déjà eu des traitements dentaires. Des caries dentaires ont été trouvées dans 83,1% des cas examinés et des maladies parodontales dans 7,7% des cas. Environ 70 % des personnes interrogées n'ont aucune connaissance de l'importance des contrôles dentaires et seulement 10 % obtiennent des informations sur la santé dentaire directement auprès du personnel dentaire. Le pourcentage de ceux qui ne fument pas, ne mâchent pas et ne reniflent pas de produits du tabac est passé de 62% à 81% actuellement et 72,7% de ceux dont l'état bucco-dentaire est mauvais ou très mauvais prévoient d'aller à l'hôpital pour des soins dentaires. Environ 74,4% prennent 2 cuillères de sucre ou plus par tasse de thé/café, 62% utilisent fréquemment du dentifrice et 71,9% n'ont jamais visité un dentiste.

Conclusion : L'ampleur des problèmes dentaires n'est pas concluante étant donné qu'il n'y a pas de chiffres standards auxquels se comparer et aussi à cause de la présence d'unités de santé alternatives en dehors du HSD fournissant des services au HSD. Les caries dentaires sont le principal problème dentaire, suivies par les maladies parodontales. Le niveau de connaissance de la communauté est faible en ce qui concerne l'importance des contrôles dentaires et l'obtention d'informations sur la santé dentaire auprès du personnel dentaire, leur attitude est positive en ce qui concerne l'arrêt du tabac, de la mastication ou du reniflement des produits du tabac et également en ce qui concerne la planification d'une visite à l'hôpital pour ceux dont l'état bucco-dentaire est mauvais ou très mauvais. Les pratiques consistant à consommer trop de sucre et à ne pas se rendre chez le dentiste prédisposent aux problèmes dentaires.

Recommandations : Les services dentaires de proximité devraient être augmentés, en particulier pour les communautés éloignées de l'hôpital d'Itojo. Les planificateurs de santé du district devraient identifier des stratégies de santé bucco-dentaire préventives appropriées et durables pour le district de Rwampara HSD spécifiquement et les districts de Mbarara/Ntungamo en général. Il est nécessaire de mener une étude pour déterminer l'ampleur des problèmes dentaires au niveau national afin d'établir des normes de comparaison.

Table des matières

CHAPITRE 1

INTRODUCTION

1.1 Contexte

Les problèmes dentaires sont des problèmes affectant les dents et la cavité buccale. Les problèmes dentaires examinés en détail dans cette étude, dans leur ordre de fréquence en commençant par les plus fréquents, sont les suivants : Les caries dentaires, les maladies parodontales, la malocclusion, la péricoronarite et les dents antérieures traumatisées. Les autres, examinés en passant lors de l'examen des dossiers dentaires, sont les suivants : La perte tardive des dents, l'épulis, la fluorose dentaire, la fracture des mâchoires, l'alvéole sèche, la dislocation de l'ATM et la micrognathie.

Les deux principaux problèmes dentaires affectant la population de ce DHS sont les caries dentaires et les maladies parodontales (observation personnelle à l'hôpital Itojo). La carie dentaire est due à la consommation d'aliments sucrés et à l'absence ou à l'insuffisance du brossage des dents. Les aliments sucrés se déposent sur les dents et, s'ils ne sont pas éliminés, les bactéries s'y mélangent pour former la plaque dentaire. Les bactéries décomposent les sucres de la plaque en acide et cet acide commence à déminéraliser les dents, ce qui entraîne la formation de caries. La maladie parodontale est causée par un brossage insuffisant ou inadéquat des dents. Les dépôts alimentaires sur les dents qui ne sont pas éliminés par le brossage se transforment en plaque dentaire, qui se calcifie ensuite pour devenir du tartre. La formation de la plaque ou du tartre crée une poche dans la gencive marginale entourant la dent, où d'autres aliments s'incrustent, ce qui approfondit la poche et entraîne une maladie parodontale.

L'hôpital d'Itojo est un hôpital de référence de district pour le district de Mbarara / Ntungamo et HC1V pour Rwampara HSD. Le district de Rwampara est composé de 6 sous-comtés : Bugamba, Itojo, Ndeija, Rugando, Mwizi et Nyakayojo. L'hôpital dispose d'un département dentaire, qui fournit des services à l'ensemble du HSD. Il n'y a pas de services dentaires dans les unités de santé inférieures et l'approvisionnement est assuré par un programme de vulgarisation dentaire. L'hôpital est situé dans le sous-comté d'Itojo qui est à la périphérie du HSD et le sous-comté de Ndeija est le voisinage immédiat d'Itojo et Rugando est voisin de Ndeija sur la route principale de Mbarara . Il est donc difficile pour les personnes les plus éloignées (par exemple les sous-comtés de Mwizi et Nyakayojo) de se déplacer pour bénéficier des services de l'établissement en raison du mauvais réseau routier et du terrain accidenté.

Le HSD dispose d'un mauvais réseau routier, à l'exception de la route principale qui le traverse (route Mbarara-Kabale). En raison des perspectives commerciales, les routes profondes de la SHD qui sont entretenues sont celles qui vont vers la ville de Mbarara. Pour les sous-comtés de Mwizi et Bugamba, la route principale qui les relie à la route Mbarara-Kabale se trouve à 4 miles du centre de la ville de Mbarara. Les sous-comtés de Rugando et Nyakayojo sont plus proches de Mbarara que l'hôpital d'Itojo. Les taxis (pick-up et omnibus) de Mwizi et Bugamba vont des sous-comtés à la municipalité de Mbarara et vice-versa. Si l'on veut se rendre à l'hôpital d'Itojo, il faut rejoindre la route principale qui se trouve à 6 km de la ville de Mbarara, puis monter dans des taxis jusqu'à Itojo, ce qui est une longue distance et coûteux en termes de transport par rapport à Mbarara. Les routes reliant le reste du HSD à l'hôpital d'Itojo ne sont pas entretenues parce qu'elles ne sont pas prioritaires en termes commerciaux. Même les quelques taxis (pick-up) qui opèrent le long de ces routes mettent beaucoup de temps à atteindre la route principale. Pire encore, ils ne vont pas assez loin dans les sous-comtés.

Les communautés de Rwampara HSD font partie des groupes défavorisés ou marginalisés qui se caractérisent par l'éloignement géographique, la pauvreté et des niveaux élevés d'analphabétisme. Les problèmes directs de la pauvreté sont le chômage, les faibles revenus, l'éducation limitée et une alimentation inadéquate, comme le stipule la déclaration de Berlin de 1992 sur la santé bucco-dentaire et les services de santé bucco-dentaire dans les communautés défavorisées. C'est exactement ce que l'on trouve dans le HSD de Rwampara.

Les problèmes dentaires semblent décliner rapidement en tant que problèmes de santé publique dans les sociétés industrialisées, tandis que les problèmes dentaires tels que les caries peuvent maintenant prendre la dimension d'un problème de santé majeur dans les pays du tiers monde (Poul Eric Petersen, 1997). Une façon importante dont les facteurs sociaux déterminent la santé bucco-dentaire est dans les modèles de prévention active et d'auto-soins.

Les deux principales maladies de la santé bucco-dentaire sont les caries dentaires et les maladies parodontales. Les influences du style de vie, par exemple l'alimentation, une mauvaise hygiène bucco-dentaire et le tabagisme, jouent un rôle essentiel dans l'apparition des problèmes dentaires. Le style de vie est la probabilité de faire des choix sains en matière d'alimentation, de tabagisme, d'hygiène et d'utilisation des services de santé. L'un des modèles les plus solidement établis en épidémiologie sociale est la relation entre le statut socio-économique et la santé. Cette relation existe dans le monde industriel et dans les pays en voie de développement (Cynthia.M.Pine, 1997). D'autres études ont également rapporté que l'occurrence des maladies parodontales est liée à l'hygiène buccale et à la classe socio-économique (E.S. Akpata, 1987).

Outre une mauvaise hygiène bucco-dentaire, des facteurs nutritionnels ont été signalés comme contribuant à l'étiologie des maladies parodontales. En particulier, la gingivite nécrosante aiguë semble être une maladie des Africains défavorisés de faible classe socio-économique. Alors qu'Enwonwu (1972) n'a observé aucun cas de cette maladie chez les enfants nigérians de classe sociale élevée, les enfants ruraux défavorisés de l'ouest du Nigéria ont montré une prévalence de 15,3 %, qui s'élève à 27 % dans les cas hospitalisés de malnutrition protéino-calorique (E.S.Akpata, 1987).

L'incidence des caries dentaires est en augmentation, en particulier dans les zones urbaines, ce qui a été attribué à la consommation accrue de sucre. En 1967, Sheiham a observé que plus de 96 % des habitants des zones rurales du sud du Nigeria n'avaient pas de caries, mais dix ans plus tard, Henshaw et Adenubi (1975) ont observé que 66,9 % des Nigérians des zones rurales et 42 % des habitants des zones urbaines n'avaient pas de caries. Au Sud-Soudan, Dowty (1982) a observé que la prévalence des caries chez les enfants de 12 ans de la ville de Juba était de 36 %, contre 4 % chez les enfants ruraux du même âge de la province de Jonglei. En général, la plupart des études épidémiologiques en Afrique tendent à indiquer que 50-60% des Africains urbains sont exempts de caries (E.S. Akpata, 1987).

Les dents antérieures traumatisées sont fréquemment observées chez les Africains (Akpata, 1969). Dans une étude menée chez des enfants de 6 à 21 ans à Lagos, 12 à 14% des Nigérians avaient des dents antérieures traumatisées, mais seulement 9% présentaient des fractures coronaires, dont la majorité ne concernait que l'émail. Dans une autre étude portant sur des Nigérians de 6, 13 et 18 ans, Richardson et Ana (1973) ont observé que la prévalence de la malocclusion des angles de classe II était de 8-10%, un niveau beaucoup plus élevé que celui trouvé en Europe et en Amérique du Nord. D'autre part, des relations molaires de classe III ont été observées chez 8-18% de l'échantillon, un niveau beaucoup plus élevé que celui trouvé dans les pays occidentaux. La perte prématurée des dents primaires ainsi que les procédures restauratrices ou chirurgicales affectent le développement occlusal (Akpata, 1969).

Corrucini et al (1983) ont évoqué les populations du monde entier chez lesquelles une augmentation soudaine de l'encombrement des dents et des occlusions mineures avait été constatée après le contact avec l'Occident et les changements alimentaires impliquant des aliments plus mous et plus transformés. Dans leur propre étude sur les Amérindiens Pima de 1983, ces auteurs ont observé que les jeunes individus élevés avec des aliments commerciaux avaient des arcades dentaires maxillaires étroites et une plus grande variation des caractéristiques occlusales que les sujets plus âgés (Brown et al, 1992).

L'augmentation soudaine et spectaculaire de la prévalence des caries dentaires et d'autres affections connexes après l'adoption d'habitudes alimentaires occidentales constitue un autre problème de santé qui a été documenté dans de nombreux pays (Brown et al, 1992). Les caries dentaires, les maladies parodontales et la malocclusion peuvent toutes être considérées comme des afflictions de la société moderne qui résultent de la réduction des exigences imposées aux structures masticatoires par les aliments mous et raffinés. Cependant, l'homme préindustriel souffrait également de pathologies des dents et des mâchoires, mais dans ce cas, elles étaient dues à la mastication d'aliments durs et abrasifs (Brown et al, 1992).

Bien que le service dentaire de l'hôpital d'Itojo soit chargé de fournir des services dentaires à Rwampara HSD, il manque d'informations sur les facteurs influençant l'apparition des problèmes dentaires et leur ampleur. D'après les enregistrements HMIS de mai 2000 à avril 2001, les problèmes dentaires occupent la 6ème place[th] parmi les maladies affectant la population de Rwampara HSD et la 11ème place[th] au niveau du district.

De plus, des services dentaires appropriés ciblant une communauté dépendent de la compréhension des facteurs influençant l'apparition de problèmes dentaires dans cette communauté. La planification est souvent basée sur des hypothèses subjectives plutôt que sur des données obtenues par des études épidémiologiques. Il en résulte une mauvaise allocation des ressources limitées pour la fourniture de services de soins de santé. L'identification et la hiérarchisation des facteurs influençant l'apparition de problèmes dentaires dans le district sanitaire de Rwampara sont nécessaires pour une planification efficace des services dentaires. Les décideurs, au niveau du district par exemple, seraient en mesure de s'attaquer aux facteurs qui ont des solutions pratiques et réalisables. Il est donc justifié de mener une étude pour combler le manque d'informations sur les facteurs influençant l'apparition de problèmes dentaires et leur ampleur dans le district de Rwampara. Les résultats serviront de base au plaidoyer pour l'amélioration et / ou la révision des activités actuelles dans la fourniture de services dentaires.

1.4 OBJECTIFS

Objectif

Améliorer la santé bucco-dentaire dans les districts de Rwampara HSD, Mbarara/Ntungamo dans l'ouest de l'Ouganda.

Objectif général

Comprendre les facteurs influençant l'occurrence des problèmes dentaires dans le HSD de

Rwampara.

Objectifs spécifiques

1. Déterminer l'ampleur et la nature des problèmes dentaires dans le district sanitaire de

Rwampara.

2. Évaluer le niveau de connaissance, l'attitude et la pratique de la communauté Rwampara en ce

qui concerne les problèmes dentaires.

CHAPITRE 2

MATÉRIAUX ET MÉTHODES

2.1 Conception de l'étude et cadre de l'étude

Il s'agissait d'une enquête transversale qui utilisait principalement des méthodes quantitatives de collecte de données. L'étude a été réalisée dans le district de Rwampara HSD dont la population compte 35 352 enfants et 156 260 adultes, soit un total de 191612 personnes (unité administrative du district de Mbarara, population projetée en 2000).

2.2 Procédures d'échantillonnage

L'estimation de la taille de l'échantillon a été faite à l'aide d'une formule $N = Za^2 P (1-P)/ W^2$ où P est la proportion attendue, W est la largeur totale souhaitée de l'intervalle de confiance, Za est la déviation normale standard et N est la taille de l'échantillon (Stephen. B. Hulley, Steven.R.Cunnings, 1988)

Une technique d'échantillonnage à plusieurs degrés a été utilisée. Deux paroisses par sous-comté ont été sélectionnées par échantillonnage aléatoire simple, en dressant une liste des paroisses de chaque sous-comté. Chaque paroisse a été inscrite sur un morceau de papier et pliée, et en choisissant au hasard deux papiers pliés, un à la fois, parmi le reste des papiers pliés, deux paroisses ont été sélectionnées. La même chose a été faite pour le reste des sous-comtés et les villages et les ménages ont été sélectionnés par le même échantillonnage aléatoire simple. Quatre villages par paroisse ont été sélectionnés, soit un total de 48 villages. Dans chaque village, 8 ménages ont été sélectionnés en utilisant la technique d'échantillonnage aléatoire simple. Un membre de chaque ménage, de préférence le chef de ménage, a été sélectionné pour l'entretien. Par conséquent, 384 répondants ont été inscrits à l'enquête communautaire.

2.3 Méthodes de collecte des données

Dans l'enquête communautaire, les informations ont été recueillies à l'aide de questionnaires très structurés administrés par un enquêteur. Les critères d'éligibilité étaient les suivants : hommes et femmes âgés de 15 ans et plus. En outre, les dossiers du service dentaire de l'hôpital d'Itojo et des unités sanitaires inférieures ont été examinés sur une période d'un an.

2.4   Gestion des données

Les données ont été analysées à la fois manuellement et par ordinateur. Les données ont été saisies dans l'ordinateur à l'aide d'Epinfo version 6.04 et analysées à l'aide du programme SPSS.

2.5   Contrôle de la qualité

Douze enquêteurs ont été formés lors d'un atelier non résidentiel de deux jours. Les objectifs de l'étude ont été soulignés. Les techniques d'administration et de remplissage des questionnaires ont été soulignées. En outre, le questionnaire a été traduit dans la langue locale. Un pré-test du questionnaire a été effectué dans le sous-comté de Birere pour évaluer la faisabilité, l'acceptabilité et la simplicité de l'administration du questionnaire. Des ajustements ont été apportés en conséquence. La retraduction du questionnaire en anglais a été effectuée après le pré-test pour vérifier sa fiabilité.

2.6   Considérations éthiques

L'autorisation a été demandée au DDHS de Mbarara, au responsable du HSD de Rwampara, aux présidents des CL III et aux dirigeants locaux avant le début de l'étude. Le consentement verbal des répondants a été demandé avant l'administration du questionnaire. Les répondants ont été assurés de la confidentialité. Les données brutes ne sont disponibles que pour l'enquêteur principal.

2.7   Limites de l'étude

Les résultats des dossiers dentaires peuvent ne pas être une très bonne représentation de l'ampleur et de la structure des problèmes dentaires dans la communauté en raison de l'existence possible d'autres unités de santé offrant des services dentaires dans le HSD à partir du quartier du HSD de

Rwampara. De plus, la population extérieure au HSD qui utilise les services dentaires de l'hôpital Itojo fausse également la représentation de l'ampleur du problème dans la communauté de Rwampara. Lors de l'examen des dossiers dentaires, des détails clairs sur les problèmes dentaires n'ont été trouvés qu'à l'hôpital d'Itojo. Les dossiers des unités de santé de niveau inférieur faisaient état de problèmes dentaires en général, sans spécification des conditions dentaires.

CHAPITRE 3

RÉSULTATS

EXAMEN DES DOSSIERS DENTAIRES

Les dossiers dentaires de l'hôpital d'Itojo et des unités de santé de niveau inférieur de Nyakayojo, Bugamba, Kinoni, Mwizi et Ndeija ont été examinés sur une période d'un an, de mai 2000 à avril 2001 inclus.

Morbidité dentaire :

Le tableau 1 de la page 36 montre le nombre de patients dentaires enregistrés dans les différentes unités de santé visitées.

Sur les 1576 cas dentaires examinés entre mai 2000 et avril 2001, le plus grand nombre de cas dentaires (918) a été enregistré à l'hôpital d'Itojo, suivi de Bugamba HC III avec 195 cas dentaires. La magnitude de chaque unité de santé en termes de cas dentaires pour 10000 personnes par jour montre que l'hôpital d'Itojo a 361 cas. La magnitude pour l'ensemble du HSD est de 82 cas dentaires pour 10000 personnes par an.

Le tableau 2 de la page 36 présente les informations extraites des dossiers par âge et par sexe. Au cours de la période de 12 mois (mai 2000 - avril 2001), 60,3 % de tous les patients qui se sont rendus à l'hôpital Itojo pour des problèmes dentaires étaient des femmes, tandis que 39,7 % étaient des hommes. La plus grande proportion de patients était composée de la tranche d'âge 15-45 ans dans les deux sexes.

La figure 1 de la page 45 montre la proportion des problèmes dentaires selon les dossiers de l'hôpital Itojo. Les dossiers des unités de santé de niveau inférieur ne spécifiaient pas les différents types de problèmes dentaires et n'ont donc pas été inclus dans l'analyse de ces problèmes. Les caries dentaires représentaient 83,1 % des cas, suivies des maladies parodontales (7,7 %), de la malocclusion (2,9 %), de la péricoronarite (1,6 %), des traumatismes dentaires (1,5 %) et de la perte tardive des dents de lait (1,3 %). La fluorose dentaire, l'épulis, les fractures de la mâchoire, la micrognathie et la dislocation de l'articulation temporo-mandibulaire représentaient moins de 1 % chacun.

Comme le montre la figure 2 de la page 46, 785 cas de caries dentaires ont été enregistrés. Trois cent soixante-treize cas (47,5 %) concernaient le groupe d'âge 15-45 ans, suivis de 226 cas (28,8 %) dans le groupe d'âge supérieur à 45 ans, 136 cas (17,3 %) dans le groupe d'âge 5-14 ans et 50 cas (6,4 %) dans le groupe d'âge 0-4 ans. Pour les maladies parodontales, 73 cas ont été enregistrés. Quarante-huit (65,75 %) d'entre eux appartenaient à la tranche d'âge des plus de 45 ans, 20 (27,40 %) à celle des 15-45 ans.

D'après le tableau 3 de la page 47, un total de 28 cas de malocclusion a été enregistré, dont 22 (78,6 %) dans le groupe d'âge 5-14 ans et 6 (21,4 %) dans le groupe d'âge 15-45 ans. Pour la péricoronarite, 15 cas ont été enregistrés, dont 10 (66,67 %) dans la tranche d'âge 15-45 ans et 4 (26,67 %) dans la tranche d'âge 5-14 ans.

Comme le montre le tableau 4 de la page 37, 12 cas de dents traumatisées ont été enregistrés, dont 83,3 % dans la tranche d'âge des 5-14 ans et 16,7 % dans celle des 15-45 ans. Aucun traumatisme n'a été enregistré dans les groupes d'âge de 0 à 4 ans et de plus de 45 ans.

RÉSULTATS DE L'ENQUÊTE COMMUNAUTAIRE

Trois cent quatre-vingt-quatre répondants ont été inscrits à l'étude pour déterminer les connaissances, l'attitude et la pratique en matière de soins dentaires et pour évaluer l'effet de la distance et du transport dans l'utilisation des services dentaires à l'hôpital d'Itojo. Le tableau 5 de la page 37 montre l'âge des répondants par sexe.

Cinquante-sept pour cent des répondants étaient des hommes et 42,7 % des femmes.

Environ 47,9% étaient dans le groupe des 16-30 ans, 27,3% dans le groupe des 31-45 ans, 14,1% dans le groupe des 46-60 ans et 10,7% dans le groupe des plus de 60 ans.

Le tableau 6 de la page 38 montre les types d'occupation des personnes interrogées. Environ 61% étaient des paysans, 15,6% étaient impliqués dans une sorte de commerce, tandis que 6,3%

étaient des étudiants. Les autres répondants exerçaient des activités mineures pour générer des revenus.

Dans le tableau 7 de la page 38, environ 50% des personnes interrogées ont fréquenté l'école jusqu'au niveau primaire, tandis que 22,4% ont déclaré n'avoir jamais été à l'école. Seuls 2,3 % ont suivi le niveau A et 7,6 % ont fréquenté des établissements d'enseignement supérieur.

a) Connaissances, attitudes et pratiques

Des informations ont été demandées aux répondants sur leurs connaissances, leur attitude et leur pratique de la consommation de denrées alimentaires contenant du sucre. Les denrées alimentaires sucrées ont été prises individuellement. Le tableau 8 de la page 39 montre la fréquence de consommation de gâteaux et de biscuits. Environ 71,1% consomment rarement ou jamais de gâteaux et de biscuits, 0,8% en consomment plusieurs fois par jour, 2,1% une fois par jour, 10,9% 3 à 6 fois par semaine et 15,1% 1 à 2 fois par semaine.

Le tableau 9 de la page 39 indique la fréquence à laquelle les habitants de Rwampara HSD consomment des sodas. Environ 60% des résidents consomment rarement ou jamais de soda, tandis que 0,5% en consomment plusieurs fois par jour, 3,6% une fois par jour, 13,3% 3-6 fois par semaine et 21,1% 1-2 fois par semaine.

Le thé/café est normalement pris avec du sucre. Le tableau 10 de la page 39 montre la quantité de sucre (mesurée en nombre de cuillères) par tasse consommée par les résidents de Rwampara HSD à tout moment. Quarante-cinq pour cent des résidents ont déclaré mettre 2 cuillères de sucre dans une tasse, 28,1% en mettent plus de 3, tandis que 7,3% ne prennent jamais de sucre.

Des informations sur la pratique du brossage des dents ont été demandées aux répondants. Comme le montre le tableau 11 de la page 40, 41,4% des répondants ont déclaré ne jamais utiliser de brosse à dents en plastique pour se laver les dents. Sur les 384 personnes interrogées, 56% ont déclaré utiliser des brosses à dents en plastique au moins deux fois ou plus par semaine. La figure 3 de la page 47 est un histogramme montrant la fréquence du brossage des dents avec une brosse à dents en plastique. Sur les 384 répondants, 159 n'utilisent jamais la brosse à dents en plastique, 124 l'utilisent une fois par jour pour se brosser les dents, 70 l'utilisent plusieurs fois par jour, 13 l'utilisent 1 à 2 fois par semaine, 10 répondants se brossent rarement les dents avec une brosse à dents en plastique et enfin, 8 répondants utilisent une brosse à dents en plastique 3 à 6 fois par semaine.

fois par semaine.

Le tableau 12 de la page 40 montre que 45,8% n'utilisent jamais de bâtonnet à mâcher pour se brosser les dents, 27,6% l'utilisent une fois par jour, 13,5% plusieurs fois par jour, 6,5% l'utilisent rarement, 3,9% l'utilisent 3 à 6 fois par semaine, et enfin 2,6% des répondants se brossent les dents avec un bâtonnet à mâcher 1 à 2 fois par semaine.

Le tableau 13 de la page 40 montre que 67,5% utilisent du dentifrice, au moins 2 fois par semaine et plusieurs fois par jour, tandis que 30,7% n'utilisent jamais de dentifrice et seulement 1,8% l'utilisent rarement.

En ce qui concerne les antécédents de tabagisme, le tableau 14 de la page 41 montre que 62% des répondants n'ont jamais fumé, chiqué ou reniflé de produit du tabac et 38% ont déclaré avoir déjà fumé, chiqué ou reniflé un produit du tabac.

Le tableau 15 de la page 41 indique l'état actuel de la consommation de produits du tabac. Soixante-deux pour cent n'ont jamais fumé et 81 % ne fument pas actuellement, tandis que 18,8 % fument actuellement.

Le tableau 16, page 41, présente des informations sur la fréquence à laquelle les répondants se rendent dans une clinique dentaire, que ce soit pour un bilan de santé ou pour obtenir des soins dentaires. Environ 72 % des personnes interrogées ont déclaré n'avoir jamais visité une clinique dentaire pour quelque raison que ce soit, 4,7 % ont indiqué qu'elles se rendaient chez un dentiste au moins deux fois par an, 7 % au moins une fois par an et 16,4 % se rendent rarement dans une clinique dentaire.

Parmi ceux qui ont déclaré avoir déjà consulté un dentiste, les raisons de ces visites sont indiquées dans le tableau 17, page 42.
La majorité (82,6 %) a consulté un dentiste pour un mal de dents, 11,2 % pour des problèmes de gencives et 3,1 % pour un contrôle.

Le tableau 18 de la page 42 montre les projets futurs des répondants en matière de visite chez le dentiste. Soixante-huit pour cent des personnes interrogées n'ont aucun projet de ce type dans un avenir proche, 12 % prévoient de s'y rendre dans les 6 prochains mois, 17,2 % dans les 12 prochains mois et 2,9 % dans les 3 prochaines années ou plus pour un contrôle dentaire.

Il était également nécessaire d'évaluer comment les répondants percevaient leur état de santé bucco-dentaire actuel. La figure 4 de la page 48 montre que 34,4 % des répondants considèrent leur état de santé bucco-dentaire comme mauvais, 33,6 % comme bon, 15,6 % comme moyen, 11,5 % comme très mauvais et seulement 4,9 % comme excellent.

Pour ceux qui ont évalué leur santé bucco-dentaire comme étant mauvaise ou très mauvaise, il leur a été demandé s'ils avaient des projets pour corriger leur état de santé bucco-dentaire. Environ 33,3 % ont indiqué qu'ils prévoyaient d'aller à l'hôpital, 10,2 % n'avaient aucun projet et 0,3 % prévoyaient d'aller voir un guérisseur traditionnel. Le tableau 19 de la page 42 montre leur état médiocre/très médiocre.

D'après la figure 5 de la page 49, la majorité (53 %) des répondants obtiennent des informations sur la santé dentaire par le biais d'émissions de radio, 15 % par des membres de leur famille, 13 % de nulle part et 10 % par le personnel dentaire.

Le tableau 20 de la page 43 indique le nombre de fois où les personnes interrogées obtiennent des informations sur la santé dentaire.

Environ 31% des répondants obtiennent des informations sur la santé dentaire une ou deux fois par mois, 20,6% 2 à 3 fois par semaine, 17,7% moins d'une fois par mois, et 16,1% ne reçoivent aucune information.

Comme le montre le tableau 21 de la page 43, les habitants de Rwampara HSD ont recours aux soins dentaires dans les établissements suivants : MUTH 31%, hôpital Itojo 16,4%, dentistes privés 8,9%, guérisseur traditionnel 2,6%, praticiens dentaires non qualifiés 7,6% tandis que 31,8% n'ont jamais eu de traitement dentaire, y compris les membres de leur foyer.

Le tableau 22 de la page 43 décrit les raisons pour lesquelles les habitants de Rwampara HSD ont préféré d'autres établissements que l'hôpital d'Itojo. Il exclut les personnes qui n'ont jamais reçu de soins dentaires au cours de leur vie et celles qui cherchaient à se faire soigner à l'hôpital d'Itojo. Ici, les personnes interrogées étaient autorisées à donner plus d'une raison. La majorité (55,21%) ont déclaré que les autres établissements étaient plus proches que l'hôpital d'Itojo, 15,36% ont déclaré que les autres établissements étaient respectivement plus abordables et offraient de meilleurs services dentaires, 9,38% ont déclaré que leurs proches travaillaient dans les établissements qu'ils ont fréquentés et visitaient ou travaillaient dans une certaine localité lorsqu'ils ont eu des problèmes dentaires et ont décidé de fréquenter ces établissements, généralement en dehors de Rwampara HSD, et enfin, 4,69% ont déclaré que les autres établissements avaient moins de temps d'attente.

Le tableau 23, page 44, présente un résumé des statistiques sur les variables et leur tendance centrale.

CHAPITRE 1

CHAPITRE 4

DISCUSSION

D'après le tableau 6, 60,9% des personnes sont des paysans, ce qui signifie que leurs revenus sont faibles. La majorité des personnes ont atteint le niveau d'éducation primaire (49,7%).

Ils sont suivis par 22,4 % qui n'ont jamais été à l'école et dont le niveau d'éducation est donc faible (tableau 7). Ces communautés sont divisées entre celles qui sont limitrophes de la municipalité de Mbarara (communautés périurbaines) et celles qui sont éloignées de la ville (communautés rurales).

Les problèmes dentaires constituent un important problème de santé publique, en raison de leur impact sur les individus et la société en termes de douleur, d'inconfort, de limitations sociales et fonctionnelles, de handicap et d'effet sur la qualité de vie des personnes.

4.1:   **Examen des dossiers** dentaires : D'après les dossiers examinés (mai 2000 à avril 2001), 60,3% des cas étaient des femmes et 39,7% des hommes. Cela montre qu'en Rwampara HSD comme ailleurs, les femmes recherchent davantage les services de santé que les hommes.

D'après le tableau 1, la proportion de problèmes dentaires déterminée pour chaque unité de santé indique que l'hôpital Itojo a le taux le plus élevé, soit plus de quatre fois celui de la deuxième unité de santé (Mwizi HC III). Cela s'explique par le fait qu'il s'agit d'un hôpital de référence et que c'est la seule unité de santé de l'ensemble du HSD désignée pour offrir des services dentaires. Sa zone de chalandise va au-delà de son sous-comté de desserte et, comme on l'a également constaté, la population située en dehors du district sanitaire de Rwampara qui accède aux services dentaires de l'hôpital Itojo représente 32,5%, ce qui contribue de manière significative à l'augmentation de la magnitude. La magnitude pour l'ensemble du district sanitaire de Rwampara est de 82 cas dentaires pour 10 000 habitants par an. Cette magnitude est augmentée par 32,5% de personnes venant de l'extérieur du HSD. Il est plus important de noter que malgré le manque de services dentaires dans les unités de santé périphériques qui n'auraient pas montré de cas dentaires du tout, ces unités de santé ont montré des magnitudes relativement importantes, ce qui reflète ce qui se passe dans la communauté, qu'il y a une raison de s'alarmer en ce qui concerne les problèmes dentaires. Les unités de santé de Mwizi, Bugamba et Nyakayojo envoient leurs patients exclusivement à Mbarara. Au centre de santé de Kinoni, les patients sont dirigés soit vers Mbarara, soit vers l'hôpital d'Itojo. Pour le centre de santé de Ndeija, les patients vont soit à Mbarara soit à l'hôpital d'Itojo. Il a été constaté que seulement 16,4% des patients ayant des problèmes dentaires (tableau 21) vont à l'hôpital d'Itojo, ce qui est un faible pourcentage pour déterminer l'ampleur de l'ensemble du DHS. Mais dans le même tableau, il est montré que 31,8% des répondants et / ou de leurs familles n'ont jamais eu de traitement dentaire. Cela signifie que 68,2% des personnes interrogées et / ou de leurs familles ont déjà reçu des soins dentaires, que ce soit de la part d'un guérisseur traditionnel, d'un personnel dentaire non qualifié, de cliniques privées, du MUTH ou d'autres endroits, ce qui reflète l'ampleur des problèmes dentaires.

En ce qui concerne le profil des problèmes dentaires, la carie dentaire est le problème dentaire le plus fréquemment rencontré, suivie par la maladie parodontale, la malocclusion, la péricoronarite et les dents traumatisées, dans cet ordre (figure 1). Il est important de noter que 83,1% des cas examinés étaient des cas de caries dentaires, suivis par les maladies parodontales (7,7%), ce qui indique que les caries dentaires sont les plus fréquentes. Cela s'explique par la forte consommation de sucre dans la communauté qui rend les caries dentaires les plus fréquentes. Les groupes d'âge les plus touchés par la carie dentaire sont les 15-45 ans, suivis par les plus de 45 ans, les 514 ans et enfin les 0-4 ans (tableau 3). La tranche d'âge des 15-45 ans est plus touchée car elle a été exposée à des aliments sucrés en raison du style de vie moderne. La tranche d'âge des plus de 45 ans a probablement réduit sa consommation de sucre mais la présence de caries radiculaires exacerbe l'ampleur du problème dans cette tranche d'âge. La tranche d'âge des 5-14 ans est exposée aux aliments et boissons sucrés, mais c'est aussi dans cette tranche d'âge qu'une deuxième série de dents fait éruption dans la bouche. Les nouvelles dents ne sont donc pas exposées longtemps avant de passer à la tranche d'âge suivante. La tranche d'âge de 0 à 4 ans est la moins touchée car elle est exposée pendant une très courte période, mais comme les dents ne sont pas encore assez dures, elles ne peuvent pas résister au développement de la carie dentaire. Pour les maladies parodontales, la majorité a été trouvée dans le groupe d'âge de plus de 45 ans, probablement en raison de la récession gingivale. La récession gingivale augmente avec l'âge.

Pour les malocclusions, le groupe d'âge le plus touché était celui des 5-14 ans (tableau 3). Il s'agit généralement d'encombrements dentaires et de malocclusions mineures. Les malocclusions se produisent surtout lorsqu'il y a éruption des canines. De plus, la malocclusion se produit lorsqu'il y a

un changement de régime alimentaire, passant d'aliments crus, durs et abrasifs que les gens avaient

l'habitude de manger à des aliments cuits et plus mous (Brown et al, 1992). Les muscles

masticateurs ne sont pas aussi développés que par le passé, ce qui fait que les arcades dentaires

sont étroites et que les dents ne peuvent pas s'y loger, ce qui entraîne leur éruption en dehors de la

ligne de l'arcade.

La péricoronarite est l'inflammation des gencives autour des dents et se produit généralement sur
les dernières molaires inférieures (dents de sagesse) au moment de leur éruption. Cela se produit
parce que la gencive recouvrant la dent crée une poche où la nourriture s'impacte. Une infection se
développe et provoque une inflammation de la gencive autour de la dent. L'éruption des 3rd molaires
se produit généralement entre 17 et 21 ans et c'est pourquoi la péricoronarite était fréquente dans
la tranche d'âge 15-45 ans. Les dents traumatisées étaient surtout fréquentes dans la tranche d'âge
de 5 à 14 ans (tableau 4). Il s'agit principalement d'un groupe d'explorateurs. Ce groupe est encore
en train de découvrir le monde et a tendance à faire beaucoup de choses comme grimper aux arbres,
jouer à toutes sortes de jeux. Cela prédispose ce groupe aux accidents. Certains de ces cas sont
dus à l'extraction de fausses dents.

4.2: **Connaissances**, attitudes et **pratiques** : Les pratiques consistant à manger des gâteaux et

des biscuits, des chocolats ou des bonbons, et à boire du soda sont rares dans les communautés

de Rwampara HSD. Cela n'est pas dû à la connaissance que les communautés ont des problèmes

dentaires mais au fait que ces articles sont considérés comme un luxe. Les tableaux 6 et 7 montrent

bien que les communautés sont composées de paysans et de personnes semi-analphabètes vivant

pour la plupart en milieu rural. Il ne faut cependant pas sous-estimer ceux qui pratiquent

régulièrement ces pratiques. En ce qui concerne le sucre, il est intégré dans les menus. Le sucre

est utilisé pour le petit déjeuner et pour tout thé préparé. Il a été constaté que les répondants qui

prennent 2+ cuillères de sucre par tasse représentent 74,4% par rapport à ceux qui prennent 1

cuillère de sucre par tasse et ceux qui ne prennent jamais de sucre réunis. Il est indiqué que le sucre

au-delà de 240 grammes par semaine prédispose au développement de caries (Walter Mautsch,

Aubrey Sheiham, 1995). Cette pratique est donc très dangereuse car elle prédispose la majorité de

la communauté à la carie dentaire en particulier (tableau 10).

En ce qui concerne le brossage des dents, la majorité (41,4%) a déclaré ne jamais utiliser de brosse à dents en plastique (tableau 11, figure 3). Mais si l'on combine ceux qui n'utilisent jamais une brosse à dents en plastique et ceux qui l'utilisent rarement, 1 à 2 fois par semaine, 3 à 6 fois par semaine, on arrive à 50 %. Il est probable que ceux qui n'utilisent jamais de brosse à dents en plastique utilisent un bâtonnet à mâcher et que d'autres ne se brossent pas du tout les dents. Cependant, 45,8% n'utilisent jamais de bâton à mâcher (omutoojo) (tableau 12). Il a également été signalé que 62% des personnes interrogées utilisent fréquemment du dentifrice lorsqu'elles se brossent les dents (tableau 13). Cela signifie qu'il y a des personnes qui utilisent du dentifrice sur un bâtonnet à mâcher. La moitié de cette population est composée de ceux qui ne se brossent pas suffisamment les dents et de ceux qui ne le font jamais. Le manque de brossage entraîne l'accumulation de dépôts alimentaires sur les dents et dans le sillon gingival, qui se transforment ensuite en plaque. La plaque se transforme en tartre, qui commence à créer une poche gingivale qui conduit au détachement de la gencive marginale de la dent, provoquant une récession gingivale. L'os alvéolaire entourant la dent régresse également et une maladie parodontale apparaît. Les dépôts sucrés entraînent une baisse du PH salivaire, ce qui provoque une déminéralisation de l'émail et l'apparition de caries dentaires. Environ 40% des personnes interrogées n'utilisent pas de dentifrice. Le dentifrice contient des ions fluorure qui protègent contre la déminéralisation de l'émail et stoppe ainsi la formation de caries. Le brossage sans dentifrice n'est pas très protecteur contre la formation et la progression des caries.

La pratique consistant à fumer, mâcher ou renifler des produits du tabac est faible mais ne peut être sous-estimée. Environ 38% des personnes interrogées ont déclaré avoir déjà fumé, mâché ou reniflé un produit du tabac. Les taches de nicotine aggravent l'accumulation de la plaque dentaire et donc les maladies parodontales (tableau 14). Quatre-vingt-un pour cent des personnes interrogées ne fument pas actuellement, ce qui est une très bonne pratique dans la communauté (tableau 15). La pratique dans la communauté se développe à partir des attitudes des gens et ces attitudes se développent également à partir des connaissances que les gens ont. La pratique consistant à ne pas aller chez le dentiste indique que la communauté ignore l'importance de la visite chez le dentiste (tableau 16). Ceci est vérifié par le fait que ceux qui ont déjà consulté un dentiste l'ont fait à cause d'un mal de dents (tableau 17). Cela signifie qu'ils vont voir un dentiste lorsqu'ils ont très mal. Au début, les caries dentaires ne sont pas douloureuses. Lorsqu'elle progresse vers la couche dentinaire, elle commence à être douloureuse lorsqu'on mange ou boit des substances chaudes ou froides. Certaines personnes ressentent une gêne et ne sont pas gênées jusqu'à ce que la carie atteigne la pulpe, où la douleur devient intense. Il en va de même pour les maladies parodontales, le patient commence à ressentir une gêne lorsque les racines sont exposées, puis il ressent une forte douleur en raison d'un abcès parodontal ou d'une parodontite aiguë, ou encore lorsque la dent est trop mobile et extrudée. Une visite chez le dentiste permettrait d'identifier ces problèmes suffisamment tôt et de trouver un remède plutôt que de perdre la dent. Le pire, c'est que 68% des personnes interrogées n'envisagent pas du tout de se rendre chez le dentiste, 2,6% ont un projet dans les trois prochaines années, ce qui signifie que 70,6% ne savent pas ce que signifie un contrôle dentaire (tableau 18). Le manque de connaissances engendre une attitude négative envers la santé dentaire.

La catégorisation de l'état actuel de la bouche/des dents a été faite comme suit : l'état très mauvais comprenait ceux qui avaient une douleur constante, se développant le soir et la nuit, avec pour conséquence des maux de tête. Un état médiocre incluait ceux qui avaient une gêne en mangeant, des saignements au brossage des dents et des dents mobiles dans la bouche. État moyen, pour ceux qui ressentaient une douleur et une gêne occasionnelles et qui disparaissaient après un certain temps ou des dents manquantes. Bon état, pour ceux qui ne ressentent aucune douleur ou gêne mais ne sont pas satisfaits de la couleur de leurs dents. Excellent état, pour ceux qui étaient satisfaits de la couleur de leurs dents et ne ressentaient aucune douleur ou gêne. La catégorisation était nécessaire pour déterminer l'auto-évaluation de la gravité et de l'amélioration de l'état bucco-dentaire des personnes interrogées, afin de se rendre compte du type d'attitude et de pratique de la communauté en matière de santé dentaire, ce qui a une incidence sur le niveau de connaissance.

Il est rapporté que les conditions pauvres et très pauvres combinées font 45,9%. Ce pourcentage, ajouté à celui de l'état moyen, représente 61,5% des personnes interrogées qui méritent des soins dentaires (Figure 4).

En ce qui concerne les plans pour un état médiocre ou très médiocre, 72,7% des répondants prévoient d'aller à l'hôpital et 22,2% ne feront rien pour leur état. Ainsi, la majorité des personnes dont l'état est mauvais ou très mauvais savent ce qu'elles vont faire (tableau 19).

La plupart des personnes interrogées obtiennent des informations sur la santé dentaire grâce aux émissions de radio sur les stations FM. Il s'agit notamment de publicités pour des marques de dentifrices et d'informations données par le personnel dentaire. Le personnel dentaire ne passe pas très souvent à la radio, ce qui signifie que la plupart des informations concernent les marques de dentifrices dont on fait la publicité. Ces informations ne sont peut-être pas suffisantes pour profiter à la communauté. Il est regrettable de constater que seulement 10% des personnes interrogées obtiennent des informations sur la santé dentaire directement auprès du personnel dentaire. Ce chiffre est très faible et implique donc que le reste de la communauté ne dispose pas de ces connaissances enrichissantes (figure 5).

CHAPITRE 5

CONCLUSIONS ET RECOMMANDATIONS

5.1: **CONCLUSIONS**

> L'ampleur des problèmes dentaires dans le HSD est de 82 cas/10000/an. Cela ne permet pas de conclure qu'elle est élevée, faute de chiffres nationaux ou internationaux auxquels se comparer. Deuxièmement, la présence d'unités de santé alternatives en dehors du HSD fournissant des services dentaires comme le MUTH aux communautés Rwampara, et troisièmement, la population en dehors du HSD recevant des services au sein du HSD. Le degré élevé de magnitude est reflété par 68,2% des personnes interrogées qui ont déjà eu des soins dentaires, mais ne précise pas la période.

> Caractéristiques des problèmes dentaires : la carie dentaire est le principal problème dentaire dans le HSD, suivie par les maladies parodontales. La tranche d'âge la plus touchée par la carie dentaire est celle des 15-45 ans. Pour les maladies parodontales, c'est le groupe d'âge supérieur à 45 ans, la malocclusion le groupe d'âge de 5 à 14 ans, la péricoronarite le groupe d'âge de 15 à 45 ans, et les dents traumatisées le groupe d'âge de 5 à 14 ans. Les femmes sont plus nombreuses à consulter les services dentaires que les hommes.

> Le niveau de connaissance est encore faible en ce qui concerne l'importance des contrôles dentaires et l'obtention d'informations sur la santé dentaire auprès des dentistes.

personnel

> Les attitudes à l'égard de l'arrêt du tabagisme, de la mastication ou du reniflement des produits du tabac et des plans pour les personnes en mauvaise ou très mauvaise condition sont positives.

> Hormis les pratiques consistant à manger des gâteaux et des biscuits et à fumer, mâcher ou renifler des produits du tabac, la consommation de sodas, qui sont rares dans la communauté, et l'utilisation de dentifrice, le reste des pratiques prédispose aux problèmes dentaires.

5.2: **RECOMMANDATIONS**

> Les programmes de sensibilisation doivent être renforcés, en particulier pour les communautés éloignées de l'hôpital d'Itojo. Les activités de proximité devraient inclure, entre autres, la sensibilisation à l'hygiène buccale et à l'alimentation, ainsi que l'éducation à la santé dentaire.

> Les planificateurs de la santé au niveau du district devraient se concentrer sur la prévention des problèmes dentaires en identifiant des stratégies appropriées, durables et préventives ; la participation de la communauté, l'approche multisectorielle, en particulier le renforcement de la collaboration entre les départements de l'éducation et de la santé ; la disponibilité des services dentaires et des technologies appropriées, non seulement pour les matériaux et les équipements, mais aussi pour l'éducation, comme l'intégration de l'éducation à la santé dentaire dans le programme scolaire pour tous les DHS des districts de Mbarara/Ntungamo.

> Il est nécessaire de mener une étude pour déterminer l'ampleur des problèmes dentaires à l'échelle nationale afin d'établir des normes de comparaison, car aucune étude de ce type n'a jamais été réalisée en Ouganda.

RÉFÉRENCES

♦ E.S. Akpata (1987) ; Problems of oral health in Africa and strategies for their management ; African dental journal 1987 ; 1 ; 32-38

♦ T. Brown, S.R. Prabhu, D.F. Wilson, D.K. Daftary, N.W. Johnson (1992) Oral diseases in the tropics. Oxford medical publications, Londres, UK.

♦ Cynthia. M. Pine, Poul Eric Petersen (1997) Community oral health. Reed educational and professional publishing ltd.

♦ Walter Mautsch, Aubrey Sheiham (1995) promoting oral health in deprived communities. Fondation allemande pour le développement international, Berlin, Allemagne.

♦ Stephen.B. Hulley, Steven.R.Cummings (1988) designing clinical research. Éditions Williams et Wilkins, Baltimore, États-Unis.

QUESTIONNAIRE SUR LES MÉNAGES ;

Questionnaire à administrer au chef de ménage ou au conjoint ;

Ce questionnaire a pour but de déterminer les facteurs influençant l'apparition de problèmes dentaires à Rwampara HSD. Les questions portent sur la santé dentaire et nous vous demandons également de nous faire part de vos préoccupations personnelles. Les réponses que vous donnerez seront traitées avec la plus grande confidentialité. Pour chaque question, répondez aussi soigneusement et honnêtement que possible.

Cochez la case appropriée et remplissez également les espaces.

1. Données personnelles

1.1 Âge1   ,2 Sexe

1.3 Village ------------------------------

1.4 Profession --
- 1.5 Depuis combien de temps exercez-vous cette profession ?

(a) Moins d'un an
(b) 2 à 3 ans
(c) 4 à 6 ans
(d) Plus de 6 ans
1.6 Avez-vous déjà été à l'école ?

OuiNon

1.7 Si oui, quel est le niveau d'études le plus élevé que vous avez suivi ? -----------------
:

2.0 ; questions sur les habitudes ;
2.1 A quelle fréquence mangez-vous des gâteaux et des biscuits ?
□ Plusieurs fois par jour

□ Une fois par jour
□ 3 à 6 fois par semaine
□ 1 à 2 fois par semaine
□ rarement
□ Jamais

2.2   Combien de fois buvez-vous du soda ?
□   Plusieurs fois par jour
□   Une fois par jour
□   3 à 6 fois par semaine
□   1 à 2 fois par semaine
□   Rarement
□   Jamais

2.3   Combien de fois mangez-vous des chocolats ou des sucreries ?
□   Plusieurs fois par jour
□   Une fois par jour
□   3 à 6 fois par semaine
□   1 à 2 fois par semaine
□   Rarement
□   Jamais
2.4   ; Prends-tu du sucre dans ton café ou ton thé ?
□ Oui
□ Non
2.5   ; Si oui, combien de cuillères de sucre par tasse ?
□   1 cuillère
□   2 cuillères
□   3 cuillères
□   Au-dessus de 3 cuillères
2.6   Combien de fois vous brossez-vous les dents avec une brosse à dents en plastique ?
□   Plusieurs fois par jour
□   Une fois par jour
□   3 à 6 fois par semaine
□   1 à 2 fois par semaine
□   Rarement
□   Jamais
2.7   ; A quelle fréquence vous brossez-vous les dents avec un bâton à mâcher (omutojo) ?
□   Plusieurs fois par jour
□   Une fois par jour
□   3 à 6 fois par semaine
□   1 à 2 fois par semaine
□   Rarement
□   Jamais

2.8   ; A quelle fréquence utilisez-vous du dentifrice lorsque vous vous brossez les dents ?
□   Plusieurs fois par jour
□   Une fois par jour
□   3 à 6 fois par semaine
□   1 à 2 fois par semaine
□   Rarement
□   Jamais
2.9   ; Avez-vous déjà fumé, mâché ou reniflé un produit du tabac (cigarettes, cigares, tabac à pipe, produits à priser) ?
□ Oui
□ Non
3.1   ; si oui, de quel type de produit du tabac s'agissait-il ?

☐ Cigarettes
☐ Pipe
☐ Snuff
☐ Cigares
☐ Autre ; précisez ---------------------------------
3.1 ; Si oui, fumez-vous, chiquez-vous ou reniflez-vous encore ?
☐ Oui
☐ Non
3.2   ; Si oui, à quelle fréquence fumez-vous ?
☐ Moins d'une fois par semaine
☐ Au moins une fois par semaine
☐ Une fois par jour
☐ Plusieurs fois par jour
3.3 Vous êtes déjà allé chez le dentiste ?
☐ Oui
☐ Non
3.4 Si oui, à quelle fréquence ?
☐ Deux fois par an
☐ Une fois par an
☐ Rarement
3.5 Pour quelle raison avez-vous consulté un dentiste (plus d'une réponse est possible) ?
(a) Mal de dents
☐ Oui
☐ Non
(b) Problèmes de gencives
☐ Oui
☐ Non
(c) Vérifier
☐ Oui
☐ Non
(d) Autre
☐ Spécifier---------------------------------------
3.6 ; Prévoyez-vous de faire un contrôle dentaire ?
☐ Oui
☐ Non

3.7 Si oui, quand prévoyez-vous de le faire ?

☐ Dans les 6 prochains mois
☐ Dans l'année qui vient
☐ Dans les 3 prochaines années
☐ Plus de 3 ans

4.1 Questions sur la préférence

4.2 ; Où vous ou les membres de votre foyer allez principalement pour des soins dentaires ?

☐ Hôpital d'Itojo
☐ Dentiste privé
☐ Clinique dentaire de l'hôpital universitaire de Mbarara
☐ Guérisseur traditionnel

☐ Autre ; précisez --
☐ .2 ; Si vous préférez un autre établissement que l'hôpital Itojo, veuillez en donner les raisons
Plus proche de l'hôpital d'Itojo.
☐ A moins de temps d'attente
☐ De meilleurs services dentaires
☐ Plus abordable
☐ Autre ; précisez --
☐ .3;Lequel des énoncés suivants décrit le mieux la façon dont vous vous sentez par rapport aux
soins que vous recevez de l'établissement ?
☐ Très satisfait
☐ Satisfait
☐ Non satisfait
☐ Pas du tout satisfait
☐ .4 ; Si non satisfaisant, donnez les raisons (plus d'une raison est applicable)
☐ Queues
☐ Personnel impoli
☐ Pas de médicaments
☐ Autre ; précisez ---
5.0 ; questions concernant la santé dentaire ;
5.1 ; Comment considérez-vous l'état actuel de votre bouche et de vos dents ?
☐ Excellent
☐ Bon
☐ Moyenne

☐ Pauvre
☐ Très faible
5.2 ; Si vous êtes pauvre ou très pauvre, que comptez-vous faire pour y remédier ?
☐ Rien
☐ Allez à l'hôpital
☐ Aller chez le guérisseur traditionnel
☐ Autre ; précisez ---
6.0 ; Questions sur les informations concernant la santé dentaire ;
6.1 ; Où obtenez-vous des informations sur la santé dentaire (plus d'une réponse est applicable) ?
☐ Non où
☐ Magazines
☐ Programmes radio
☐ Journaux
☐ Télévision
☐ Membres de votre famille
☐ Personnel dentaire
☐ Autre ; précisez --
6.2 ; A quelle fréquence obtenez-vous ces informations ?
☐ Une fois par jour
☐ 4 à 5 fois par semaine
☐ 2 à 3 fois par semaine
☐ une ou deux fois par mois
☐ moins d'une fois par mois
☐ pas du tout

Merci,

Tableau 1 : Nombre de patients dentaires selon les registres des centres de santé respectifs.

Health unit	Dental cases	Population/sub-county (year 2000 projection)	Rate (cases /10000/year)
Ndeija HC III	68	33,240	20
Kinoni HC III	134	31,400	43
Nyakayojo HC III	82	38,980	21
Bugamba HC III	195	35,539	55
Mwizi HC III	179	26,960	66
Itojo hospital	918	25,442	361
Total	**1576**	**191,612**	**82**

Tableau 2 : Sexe et âge des patients

Sex	Age groups (years)				Total	Percentage
	0-4	5-14	15-45	Above 45		
Female	27	89	285	153	554	60.3
Male	27	91	140	106	364	39.7
Total	**54**	**180**	**425**	**259**	**918**	**100.0**

Tableau 3 : Proportion de malocclusion et de péricoronarite par âge

Age groups (years)	No. of cases with Malocclusion	Percent	No. of cases with Pericoronitis	Percent
0-4	0	0.0	1	6.67
5-14	22	78.6	4	26.67
15-45	6	21.4	10	66.67
Above 45	0	0.0	0	0.00
Total	**28**	**100.0**	**15**	**100.01**

Tableau 4 : Proportion de dents traumatisées par âge

Age group (years)	No. Of cases with traumatized teeth	Percent
0-4	0	0.0
5-14	10	83.3
15-45	2	16.7
Above 45	0	0.0
Total	**12**	**100.0**

Tableau 5 : Sexe et âge des répondants

Sex	Age groups (years)				Total	Percentage
	16-30	31-45	46-60	Above 60		
Female	88	49	15	12	164	42.7
Male	96	56	39	29	220	57.3
Total	184	105	54	41	384	100.0
percent	47.9	27.3	14.1	10.7	100.0	

Tableau 6 : Profession des répondants

Occupation	No. of respondents	Percentage
Peasant	234	60.9
Business man/woman	60	15.6
Boda-boda cyclist	1	0.3
Teacher (primary)	10	2.6
Shopkeeper	2	0.5
Student	24	6.3
Tailor	10	2.6
Soldier	1	0.3
Builder	5	1.3
Brick maker	1	0.3
Securico	1	0.3
Dental attendant	1	0.3
Nurse	3	0.8
House keeper	1	0.3
Dispenser	1	0.3
Driver	3	0.8
Dobbi	1	0.3
Hotelier	2	0.5
Carpenter	7	1.8
Teacher (secondary)	4	1.0
Hair dresser (Barber)	2	0.5
Bicycle mechanic	5	1.3
Health assistant	2	0.5
Shoe repairer	1	0.3
Saw mill manager	2	0.5
Total	384	100.0

Tableau 7 : Plus haut niveau d'enseignement fréquenté

Highest level attended	No. of respondents	Percentage
Primary	191	49.7
O'level	69	18.0

A'level	9	2.3
Tertiary institution	29	7.6
Never went to school	86	22.4
Total	384	100.0

Tableau 8 : Fréquence de consommation de gâteaux et de biscuits

Consumption of cakes and biscuits	Frequency	Percentage
Several times a day	3	0.8
Once a day	8	2.1
3-6 times a week	42	10.9
1-2 times a week	58	15.1
Rarely	220	57.3
Never	53	13.8
Total	384	100.0

Tableau 9 : Fréquence de la consommation de sodas

Consumption of soda	Frequency	Percentage
Several times a day	2	0.5
Once a day	14	3.6
3-6 times a week	51	13.3
1-2 times a week	81	21.1
Rarely	226	58.9
Never	10	2.6
Total	384	100.0

Tableau 10 : La quantité de sucre prise par tasse de thé/café

Quantity of sugar taken per cup	No. of respondents	Percentage
1 spoon	32	8.3
2 spoons	173	45.1
3 spoons	108	28.1
Above 3 spoons	43	11.2
Never take sugar	28	7.3
Total	384	100.0

Tableau 11 : Fréquence du brossage des dents avec une brosse à dents en plastique

Brushing teeth with plastic tooth brush	No. of respondents	Percentage
Several times a day	70	18.2
Once a day	124	32.3
3-6 times a week	8	2.1
1-2 times a week	13	3.4
Rarely	10	2.6
Never	159	41.4
Total	384	100.0

Tableau 12 : Fréquence du brossage des dents avec un bâton à mâcher (omutoojo)

Brushing with chewing stick	No. of respondents	Percentage
Several times a day	52	13.5
Once a day	106	27.6
3-6 times a week	15	3.9
1-2 times a week	10	2.6
Rarely	25	6.5
Never	176	45.8
Total	384	100.0

Tableau 13 : Fréquence d'utilisation du dentifrice

Use of toothpaste	No. of respondents	Percentage
Several times a day	82	21.4
Once a day	156	40.6
3-6 times a week	8	2.1
1-2 times a week	13	3.4
Rarely	7	1.8
Never	118	30.7
Total	384	100.0

Tableau 14 : Antécédents de tabagisme, de chique ou de reniflage de produits du tabac

Smoking, chewing or sniffing tobacco products	No. of respondents	Percent
Yes	146	38
No	238	62
Total	384	100

Tableau 15 : Situation actuelle concernant le fait de fumer, de mâcher ou de renifler des produits du tabac

Smoking, chewing or sniffing tobacco product	No. of respondents	Percentage
Yes	72	18.8
No	72	18.8
Have never smoked	240	62.4
Total	384	100.0

TABLEAU 16 : Fréquence des visites chez le dentiste

Visits to a dentist	Frequency	Percent
Twice a year	18	4.7
Once a year	*27*	*7.0*
Rarely	63	16.4
No visit	276	71.9
Total	384	100.0

Tableau 17 : Raisons pour lesquelles les personnes interrogées se rendent chez le dentiste

Reason	No. of Respondents	Percentage
Toothache	103	82.6
Gums	14	11.2
Check up	4	3.1
Other	4	3.1
Total	**125**	**100.0**

Tableau 18 : Quand les répondants prévoient un contrôle dentaire

Plan for dental check-up	No. of respondents	Percentage
In the next 6 months	46	12.0
In the next one year	66	17.2
In the next 3 years	10	2.6
Above 3 years	1	0.3
No plan	261	68.0
Total	384	100.0

Tableau 19 : Plan des répondants sur leur état médiocre/très médiocre

Plan on the poor/very poor condition	No. of respondents	Percentage	Valid percent
Nothing	39	10.2	22.2
Go to the hospital	128	33.3	72.7
Go to traditional healer	1	0.3	0.6
Other	8	2.1	4.5
No response	208	54.2	Missing
Total	384	100.0	100.0

Table 20: **Nombre de fois où vous avez obtenu des informations sur la santé dentaire**

Getting dental health information	No. of respondents	Percentage
Once a day	13	3.4
4-5 times a week	43	11.2
2-3 times a week	79	20.6
Once or twice a month	119	31.0
Less than once a month	68	17.7
Not at all	62	16.1
Total	384	100.0

Table 21:   Installations où les résidents de Rwampara HSD se rendent pour des soins dentaires

Source of dental care	No. of respondents	Percentage
Itojo hospital	63	16.4
Private dentist	34	8.9
MUTH	119	31.0
Traditional healer	10	2.6
Unqualified dental personnel	29	7.6
Never had dental treatment	122	31.8
Other	7	1.8
Total	384	100.0

Tableau 22 : Raisons de la préférence pour un autre établissement que l'hôpital de Jojo

Reason	No. of Respondents	Respondents out of 384	Percentage
More near than Itojo	118	212	55.21
Less waiting time	10	18	4.69
Better dental services	33	59	15.36
More affordable	33	59	15.36
Other	20	36	9.38
Total	**214**	**384**	**100.00**

Tableau 23 : Résumé des statistiques

Variables	Measure of central tendency
Average no. of times of getting dental health information	Once or twice a month
Average age of the respondents	
Most frequent occupation of the respondents	Peasants
Most frequent highest level of school attended	Primary level
Average no. of times of eating cakes and biscuits	1-2 times a week
Average no. of times of soda consumption	1-2 times a week
Average no. of spoons of sugar taken per cup	2 spoons
Average no. of times of brushing with plastic toothbrush	3-6 times a week

Average no. of times of brushing with a chewing stick	1-2 times a week
Average no. of times of using toothpaste	3-6 times a week
Average no. of visits to a dentist	Rarely
Most frequent respondents' plan for a dental check up	No plan
Average no. of respondents getting health information per source	63
Average no. of respondents who have sought for dental care per facility	44
Most frequent method of transport used when going to Itojo hospital	Public transport

FIG. 1 : Nombre de problèmes dentaires examinés dans les dossiers de l'hôpital d'Itojo

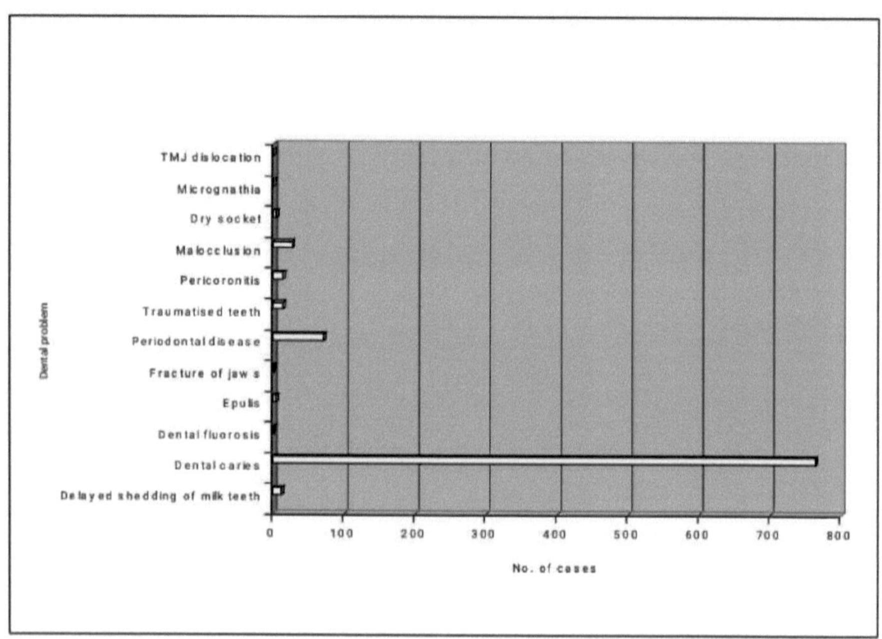

Fig. 2 : Proportion de caries dentaires et de maladies parodontales par âge

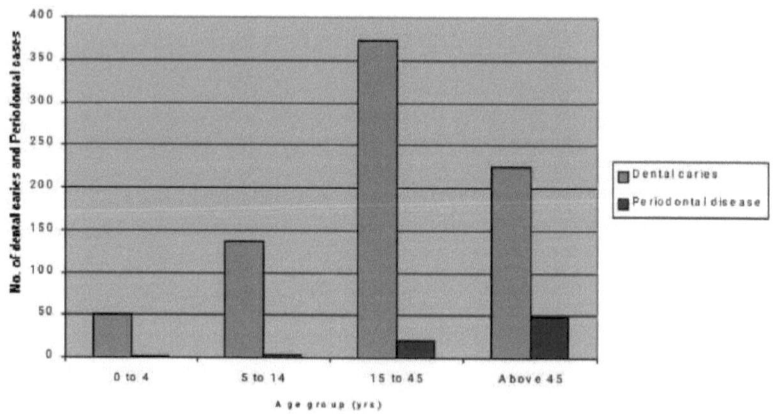

Fig. 3 : Fréquence du brossage des dents avec une brosse à dents en plastique

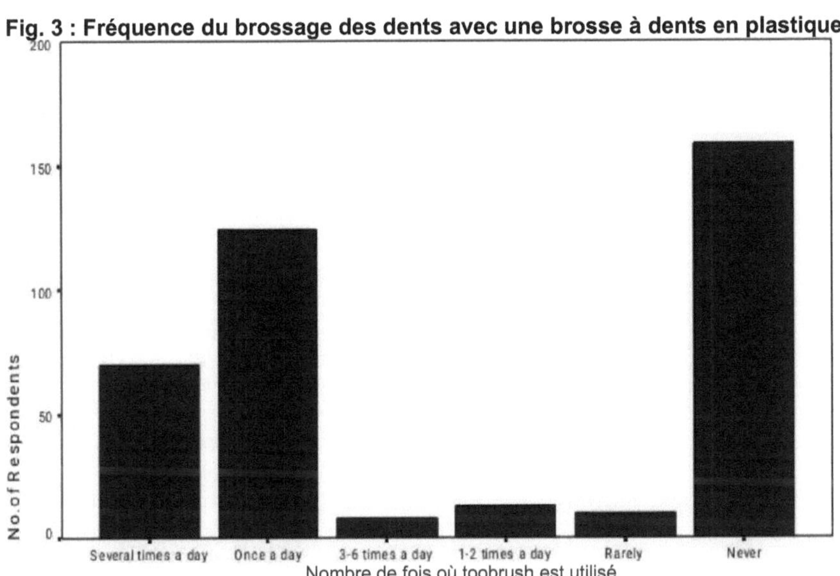

Fig. 4 : Perception de l'état de santé bucco-dentaire des résidents de Rwampara HSD

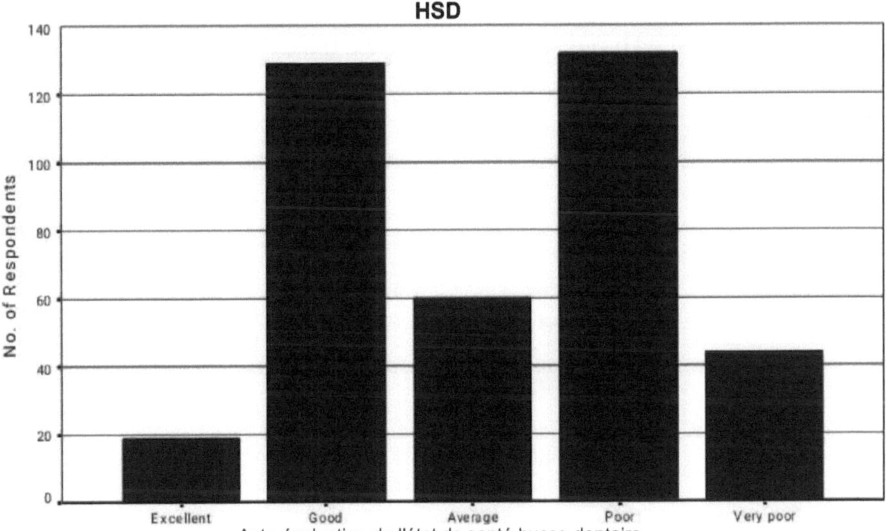

Fig. 5 : Source d'information sur la santé dentaire pour les résidents de Rwampara HSD

4%
10%
13%
0%
15%
1%
4%
53%
No where
Magazines
Radio programs
Newspapers
Television
Members of your family
Dental personnel
Other

Fig. 6

Method of transport used by Respondents
46%
30%
2%
22%
On foot
Bicycle
Bodaboda
Public transport

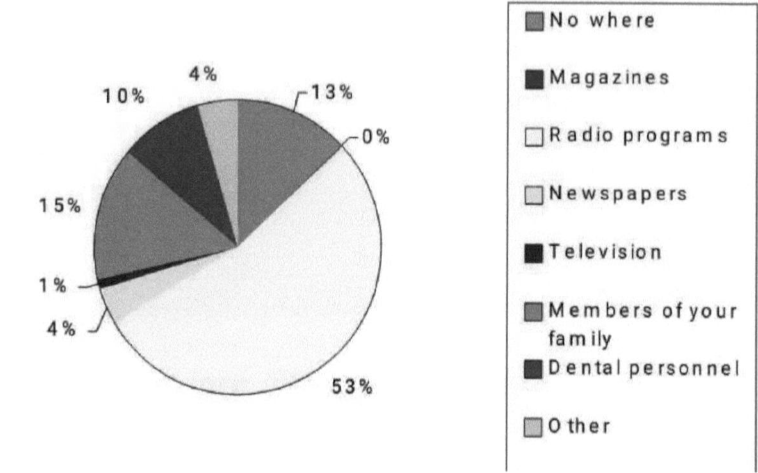

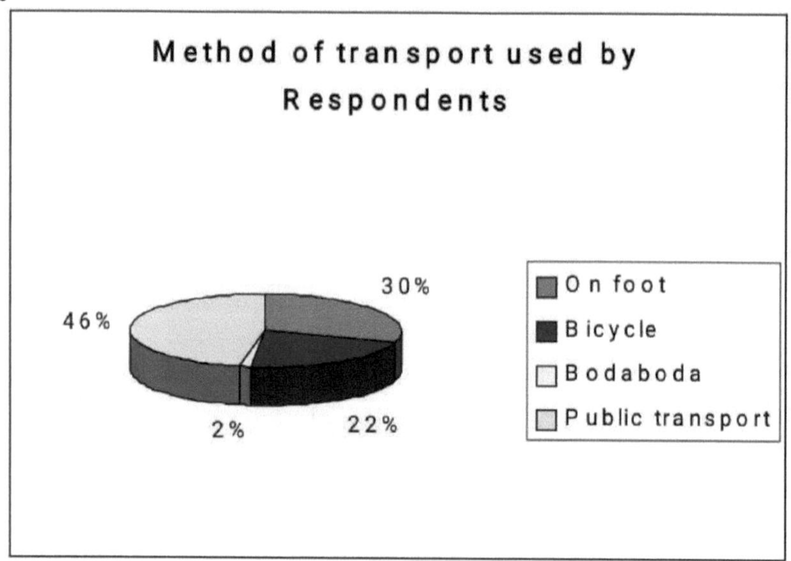

42

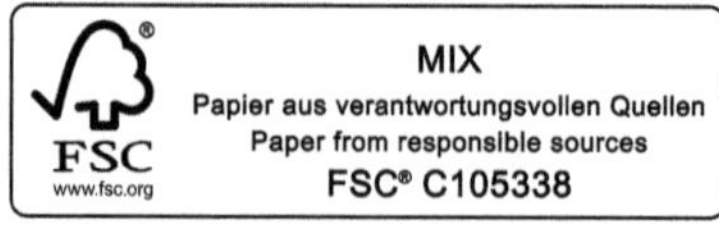

Printed by Books on Demand GmbH, Norderstedt / Germany